AF318187

RAPPORT

ADRESSÉ AUX MEMBRES

DE L'ADMINISTRATION DES HOSPICES DE PARIS,

PAR LE Dr DELEAU JEUNE,

MÉDECIN DE L'HOSPICE DES ORPHELINS

POUR LE

Traitement des Maladies de l'Oreille.

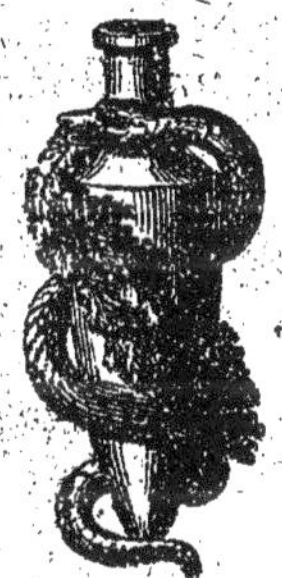

A PARIS,

Chez Mlle DELAUNAY, place de l'école de médecine ;
MARTINET, rue du coq saint-honoré.

1829.

OUVRAGES DU MEME AUTEUR.

1° Mémoire sur l'Abus du Vomissement
provoqué dans les maladies. 1820.... 1 fr. 50 c.

2° Mémoire sur la Perforation du tympan
pour rétablir l'ouïe dans plusieurs cas
de surdité. In-8°................... 3

3° L'Ouïe et la Parole rendues à Honoré
Trézel, ancien sourd-muet de naissance,
avec un Rapport fait à l'Académie des
Sciences......................... 1   50

4° Sur le Cathétérisme de la Trompe
d'eustache : Mémoire qui démontre l'uti-
lité de l'air atmosphérique dans le traitement de la surdité. In-8°.......... 1   50

RAPPORT

ADRESSÉ AUX MEMBRES

DE L'ADMINISTRATION DES HOSPICES DE PARIS,

Par le Dr DELEAU jeune,

MÉDECIN DE L'HOSPICE DES ORPHÉLINS

POUR LE

TRAITEMENT DES MALADIES DE L'OREILLE (1).

Messieurs,

Par un arrêté daté du 30 mai 1826, vous m'avez chargé d'examiner les sourds-muets admis à l'hospice des Orphelins, et de reconnaître si quelques-uns d'entre eux sont susceptibles de recouvrer l'ouïe.

Par la même décision, vous avez aussi nommé deux médecins attachés aux hôpitaux pour constater, avant toute tentative de guérison, le nombre de ces enfans infirmes, leur âge, et surtout le degré de surdité dont ils sont atteints.

Cet examen fut fait le 16 janvier 1828 par MM. Baffos et Kapeler. M. Peligot, administrateur de l'hospice, Mme la supérieure et moi, nous y assistâmes.

J'ai l'honneur de vous transmettre, Messieurs, l'extrait du procès-verbal signé par ces médecins :

« L'an mil huit cent vingt-huit le seize janvier,

« En exécution de l'arrêté du conseil du trente mai mil huit « cent vingt-six,

« Nous Jean-Baptiste Peligot, membre de la Commission ad- « ministrative des hôpitaux, etc., etc., assisté de messieurs Ka- « peler, médecin de l'hospice ; Baffos, chirurgien attaché à l'hô- « pital des enfans ; Magin, agent de surveillance, et sœur Conan, « supérieure, nous sommes rendus à l'hospice des Orphelins,

(1) Extrait du *Bulletin universel des sciences*, publié sous la direction de M. le baron de Férussac, cahier de juillet 1829, section II.

« pour reconnaître et déterminer l'état de chacun des enfans
« sourds-muets admis audit hospice, que nous avons constaté
« ainsi qu'il suit :

«Vonois, Victor, né le 7 septembre 1802, entend quelques
« sons à une toise environ.

« Lureau, Pierre-Joseph-Marie, né le 12 juin 1810, n'entend
« rien.

« Brière, Isidore-Charles, né le 15 janvier 1809, sourd-
« muet complet.

« Golard, Jean-François-Marie-Célestin, né le 24 juillet
« 1813, a l'air stupide, entend quelques sons de voix.

« Perrigne, Réné, né le 22 janvier 1819, passe pour idiot,
« n'entend pas.

FILLES.

« Lefévre, Louise-Charlotte, née le 25 septembre 1821,
« n'entend aucun son ni le bruit des mains.

« Cordelle, Marguerite-Henriette-Hippolyte née le 19 sep-
« tembre 1803, entend les sons de voix, cherche à les imiter.

« Courcelle, Anne-Louise, née le 14 juillet 1804, n'entend
« point les sons de voix ni le bruit des mains.

« Mullener, Louise-Rose, née le 17 août 1810. (*Méme obser-
« vation.*)

« Adélaïde, Marie - Cartherine, née le 9 juin 1814. (*Méme
« observation.*)

« Chevalier, Geneviève, née le 20 janvier 1816, n'entend
« point les sons de voix ni le bruit des mains.

« Parojick, Augustine-Ernestine, née le 5 novembre 1818.
« (*Méme observation.*)

« Bette, Julie-Geneviève, née le 24 juillet 1795, entend le
« bruit des mains et quelques sons de voix.

« Signé à l'original : Peligot , Kapeler , Baffos ,
« Magin, et sœur Conan. »

Après avoir suffisamment examiné ces infortunés, j'ai jugé
que les garçons ne devaient être soumis à aucun traitement;

Attendu que

Vonois est trop âgé.

Lureau est affecté de la teigne.

Perrigne est complètement idiot.

Golard entend ; c'est à son peu d'intelligence qu'il faut attribuer son mutisme. Si ses facultés intellectuelles se développent d'ici à quelques années, on pourra faire son éducation orale.

Brière a été jugé incurable après avoir été sondé.

Parmi les filles, trois ont été explorées par le moyen de la sonde portée dans la trompe d'Eustache; elles ont été jugées incurables; ce sont :

Lefévre,

Courcelle,

Chevalier.

L'air employé sous forme de douche a parcouru facilement toutes les sinuosités de l'oreille moyenne sans occasioner de douleurs, sans opérer aucun changement dans la fonction de l'ouïe. Cette expérience, répétée quelques jours de suite, a suffi pour ne me laisser aucun espoir d'améliorer l'infirmité de ces enfans.

Parojick sera sondée quand elle sera guérie d'une ophthalmie chronique.

Bette et Cordelle, les seules parmi les filles qui entendent des sons de voix, même à une certaine distance, se refusent à tout examen et au traitement par les douches d'air; je ne désespère cependant pas d'obtenir leur consentement quand elles pourront juger des heureux changemens qui sont survenus dans l'oreille et surtout dans l'éducation vocale des deux jeunes filles dont je vais vous entretenir.

Adélaïde, âgée de 15 ans, douée d'une bonne santé, portait dans l'arrière bouche, quand elle fut soumise à mes premiers soins, les traces d'une inflammation chronique; les amygdales conservaient une tuméfaction bien évidente; ces glandes présentèrent quelque obstacle à l'introduction de la sonde dans la trompe d'Eustache, ce qui me fit espérer que la surdité dépendait de l'oblitération de ce canal.

Je ne fus pas trompé dans mon attente : car, aussitôt que l'air arriva dans l'oreille moyenne, par l'intermède de ma sonde, l'ouïe se développa suffisamment pour me donner l'espoir qu'un jour cette fonction serait assez délicate pour percevoir à une certaine distance les sons de voix les plus faibles.

Ce traitement par mes douches d'air, renouvelées deux fois par semaine, fut continué sans interruption pendant les mois de juin et de juillet dernier. La température de la saison le secondait avantageusement et j'espérais bientôt cesser toute opération ; mais le retour de l'humidité et du froid renouvelèrent l'inflammation de l'arrière-bouche, et bientôt Adélaïde aurait reperdu l'ouïe, si je n'eusse pas recouru à deux cautères qui furent placés sur les côtes du cou. Cette nouvelle médication rendit l'oreille moins variable dans ses fonctions, et fait espérer qu'avec du temps, et surtout au renouvellement de la belle saison, mes tentatives obtiendront un entier succès.

Si je n'eusse eu, Messieurs, qu'à vous parler d'une cure aussi peu remarquable que la précédente, mon premier rapport eût été peu digne de votre attention ; car il ne me suffirait pas de vous prouver que les douches d'air portées dans l'oreille moyenne ne sont nullement douloureuses, qu'elles n'ont aucun inconvénient, et que, par elles seules, on peut reconnaître en peu de jours les surdités qui réclament un traitement.

En acceptant les fonctions dont vous m'avez honoré, je me suis aussi engagé à vous prouver leur efficacité comme agent thérapeutique : c'est ce que je vais faire de la manière la plus complète en vous rapportant l'histoire de MULLENER.

Cette jeune fille s'était laissée influencer par Bette, qui lui avait persuadé que toute tentative de guérison était inutile, en lui assurant qu'elle avait vu pratiquer, dans un autre établissement, beaucoup d'opérations infructueuses et qui n'avaient pas toujours été exemptes de graves inconvéniens. Cependant Mullener se décida en voyant-sonder ses jeunes compagnes qui lui expliquèrent qu'elles n'éprouvaient aucune douleur.

Les deux premières douches d'air ne purent arriver dans l'intérieur de l'oreille moyenne ; la troisième y pénétra, et le même jour l'oreille fut sensible aux sons de la cloche de l'église de l'établissement. Elle nous fit part de cet événement, et, dès l'instant, elle dit à ses compagnes qu'elle désirait continuer le traitement. Son bonheur fut vivement envié par Lefèvre et Courcelle, qui me prièrent de les sonder de nouveau, quoique je me fusse déjà prononcé sur leur sort : de nouvelles tentatives confirmèrent mon premier jugement et augmentèrent le chagrin de ces jeunes personnes.

Jusqu'à ce jour, Mullener n'a subi d'autre opération que celle du cathétérisme ; elle n'a pris aucun remède intérieurement : c'est donc aux douches d'air seules qu'elle doit son ouïe, dont on appréciera facilement la finesse en lisant les détails dans lesquels je vais entrer.

Ce sens perçoit tous les bruits ; il apprécie leur direction et leur éloignement, au point que mon opérée sait maintenant éviter les voitures sans retourner la tête ; elle saisit aussi les sons de voix des personnes qui parlent dans les rues. Enfin, il est démontré maintenant que l'organe est suffisamment développé pour le mettre en rapport avec la voix et pour donner la faculté de parler, puisque Mullener perçoit tous les sons élémentaires de la langue française et les répète très-distinctement : il faut seulement avoir la précaution d'articuler lentement et avec une voix sonore.

Je m'occupe maintenant, conjointement avec un jeune homme, M. Picquart, que j'ai instruit dans ma méthode, à faire l'éducation auriculaire et vocale de mon heureuse opérée. Elle reçoit trois leçons par semaine, d'une demi-heure chacune. On ne lui fait subir aucune répétition à l'hospice, faute de connaître mon mode d'instruction ; cependant, elle est sur le point de savoir lire par syllabes. Ces progrès prouvent la bonté de ma méthode ainsi que les dispositions de l'élève, qui est douée d'une attention peu commune chez les individus nés sourds-muets.

Adelaïde reçoit aussi les mêmes leçons que sa compagne ; mais elle ne peut suivre ses progrès, quoiqu'elle possède une voix beaucoup plus sonore. Son caractère est si apathique, elle est si lente et si maladroite dans l'exécution des signes mimiques, que je doute qu'elle fasse jamais de grands progrès dans le langage parlé.

Malgré ce peu de dispositions, nous ne continuerons pas moins à lui prodiguer tous les soins qu'exige sa position.

Je vais terminer ce rapport par quelques détails relatifs aux avantages que ces jeunes personnes retireront un jour de l'instruction qu'elles seront bientôt susceptibles de recevoir.

Si l'on compare l'état de mes élèves qui commencent à parler aux sourds-muets même instruits, on ne peut disconvenir qu'ils ont sur eux un avantage immense. Ils peuvent demander ce dont ils ont besoin à toutes les personnes qui les entourent ; ils sont parfaitement compris. Le sourd-muet ne peut l'être que par ses parens, instruits dans l'art des signes; pour tout autre, il est obligé d'écrire; et s'il est relégué dans un de ces villages où il n'y ait que quelques individus qui sachent lire, il ne peut entrer en rapport avec ceux qui ne connaissent pas l'écriture. Il se retrouve dans la même position qu'avant son éducation.

On n'ignore pas combien il est difficile de placer les muets : les chefs d'atelier n'ont pas la pâtience de leur apprendre des états; ils ont même de la répugnance à donner de l'ouvrage à ces infortunés quand ils ont achevé leur apprentissage. Il n'en sera pas de même pour mes élèves qui entendent et parlent, si l'on a la complaisance, après les premiers temps de leur éducation, de leur adresser la parole lentement et distinctement. Faudrait-il même répéter quelquefois, il n'est personne, sans doute, qui ne le fît avec empressement.

Si, comme je l'espère, Messieurs, Mullener jouit de cet avantage, je m'empresserai de vous en faire part : ce sera l'objet de mon second rapport.

J'ai l'honneur d'être, etc.,

DELEAU, d. m.

Paris le 15 janvier 1829.

Nota. Depuis que ce rapport est écrit, Mullener a fait beaucoup de progrès dans l'art de parler; son ouïe s'est aussi améliorée, ce qui sera prouvé par le procès-verbal suivant et par la fin de ce rapport.

L'an mil huit cent vingt-neuf, le vingt-neuf juin, deux heures de relevée; sur l'invitation de M. Jourdan, administrateur des hôpitaux et hospices civils de Paris, chargé spécialement de l'hospice des Orphelins, se sont rendus audit hospice, à l'effet de constater la situation actuelle des élèves Louise Rose Mullener et Marie Catherine Adelaïde, sourdes-muettes de naissance, et les résultats du traitement et de l'éducation auditive qu'elles reçoivent de M. le Dr Deleau, commissionné à cet effet par l'administration,

MM. les docteurs Baffos, chirurgien en chef de l'hôpital des Enfans, et Kappeler, médecin en chef de l'hôpital des Enfans et dudit hospice des Orphelins; lesquels, en présence de M. le Dr Deleau, de l'agent de l'hospice et de madame la sœur supérieure, économe, ont dit ce qui suit :

En ce qui concerne Louise Rose Mullener, née le 17 août 1810 :

Que cette fille, qui, le 16 janvier 1828, n'entendait ni les sons de voix, ni le battement des mains, entend maintenant le battement d'une montre à 16 ou 18 pouces de l'oreille droite, et à environ un demi pouce de l'oreille gauche ; qu'elle entend le son de la voix et répète les sons élémentaires de la parole, la personne qui lui parle étant placée derrière elle.

En ce qui concerne Marie Catherine Adelaïde :

Que cette jeune fille, qui était, le 16 janvier 1828, dans la même situation que Mullener, entend maintenant le battement d'une montre à la distance d'un pouce à un pouce et demi de l'oreille droite, et ne l'entend que lorsqu'elle touche l'oreille gauche ; qu'elle répète également les sons élémentaires de la parole, mais d'une manière plus imparfaite, ce qui doit être attribué au degré de son intelligence, qui est beaucoup moindre que celle de Mullener.

Quant aux autres élèves sourds-muets soumis à notre visite, le 18 janvier 1828, M. le Dr Deleau les ayant déclarés incurables, à l'exception d'Augustine Ernestine Parojick, qu'il se réserve de traiter et d'examiner plus tard, nous n'avons aucun rapport à faire à leur sujet.

L'amélioration reconnue dans la situation des élèves Mullener et Adelaïde, nous autorise à les croire susceptibles de profiter de l'instruction que l'on voudra bien leur donner.

Fait à Paris, en l'hospice, ce 29 juin 1829. Signé au registre : S. Conan, Baffos, Kappeler et Magin.

11 août 1829.

Depuis le 29 juin 1829, époque où MM. Baffos et Kappeler se sont rendus à l'hospice des Orphelins pour y constater l'état des deux sourdes-muettes Mullener et Adelaïde, j'ai observé une grande amélioration survenue dans l'ouïe de ces jeunes personnes. La première entend maintenant le battement d'une montre placée à 3 pieds de son oreille droite, et à 2 pouces du pavillon de l'oreille gauche. Adelaïde perçoit les mêmes battemens à un demi pied de l'une et de l'autre oreille.

Mon traitement n'a point changé ; c'est toujours l'air seul employé sous forme de douches, qui, de jour en jour, développe l'audition d'une manière si remarquable. Qui pourrait

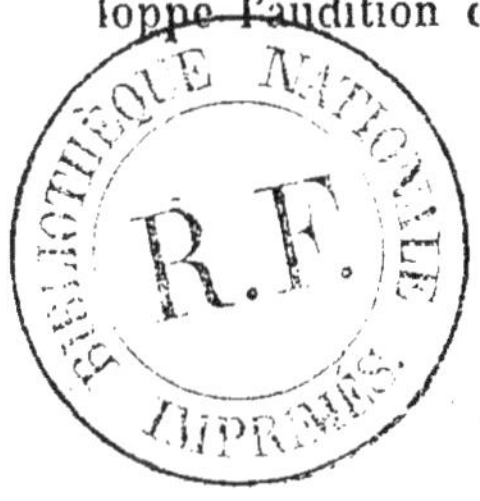

maintenant contester l'efficacité de cet agent que j'ai introduit dans la thérapeutique? Qui oserait prétendre encore qu'une administration ne doit pas avoir confiance dans les cures qui ont été opérées par ce moyen sur plusieurs enfans placés sous les auspices de l'Académie des sciences?

D'autres sourds-muets, condisciples des deux jeunes filles que je viens de nommer, pourront peut-être bientôt confirmer la bonté de cette méthode de traitement, si innocente dans son emploi et cependant si merveilleuse dans ses résultats. Oui, Messieurs, je crois pouvoir vous assurer que Parojick (voyez mon 1er rapport) partagera le sort de Mullener ainsi que le nommé Nogaret, enfant âgé de dix ans, qui a été admis à l'hospice depuis l'époque du premier procès-verbal dressé par MM. Baffos et Kappeler.

De tels résultats des premiers essais faits dans un hospice qui ne renferme que 14 sourds, donnent à espérer que par la suite on obtiendra encore plus de succès. Car sur ce faible nombre d'enfans, il s'en trouve 2 idiots (Golard et Perrigne), 4 qui ont passé l'âge de 25 ans (Vonois, Cordelle, Courcelle et Bette); il n'en restait donc que huit qui pouvaient être explorés avec quelque chance de succès. Eh bien ! parmi ces derniers infortunés, deux ont déjà trouvé l'ouïe et deux autres ne tarderont pas à jouir du même bienfait. Quelles sont, Messieurs, les grandes opérations chirurgicales qui, à l'origine de l'art, offraient de plus beaux résultats ?..... Qu'on se rappelle les nombreuses victimes de l'opération de la lithotomie ! Combien ne reste-t-il pas d'individus aveugles après l'opération de la cataracte !

Ce simple aperçu, qui jette tant d'intérêt sur l'opération du cathétérisme de la trompe d'Eustache, démontre combien elle doit être appréciée par les hommes placés à la tête des grandes administrations. Ce qui la rend encore plus digne d'attention c'est qu'elle a l'immense avantage de ne causer aucune douleur et de n'exposer à aucune suite fâcheuse. Lefèvre, Courcelle, Chevalier, reconnues incurables après deux séances, n'ont versé des larmes que par la peine qu'elles éprouvaient de ne pas trouver l'ouïe.

En employant l'air seul, quelques jours suffiraient pour explorer cent individus et faire connaître ceux qui ne devraient être soumis à aucun traitement.

Vous avez les preuves, Messieurs, que chez beaucoup de sourds-muets l'ouïe n'est intervertie que par des obstacles mécaniques. Vous savez que l'art possède maintenant le moyen certain de lever cette cause d'infirmité. Vous êtes convaincus que des sourds-muets, susceptibles de guérison, peuvent entendre les bruits, les sons; que les accords mêmes viennent frapper agréablement leurs oreilles. Mais que ces jouissances sont faibles si on les compare à cet art merveilleux, qui, dans tous les instans de la vie, nous met en rapport avec nos semblables. Qu'est-ce que l'ouïe sans la parole?

Depuis plusieurs mois Mullener entend, et cependant elle n'apprend pas à parler; elle conserve son langage mimique quoiqu'elle se trouve journellement pendant ses repas et ses récréations, en rapport avec toutes les jeunes personnes ses condisciples. Pourquoi ne cherche-t-elle pas à comprendre la valeur que nous donnons aux sons qui composent notre langue? Quels sont donc les obstacles qui l'empêchent d'imiter un enfant en bas âge ?...

Ce n'est pas ici le lieu de répondre à ces questions. Seulement je ferai remarquer que cette observation détruit entièrement les suppositions du docteur Itard relativement à l'éducation auriculaire et vocale, qui, selon ce médecin, est inutile aux sourds-muets qui recouvrent l'ouïe dans un âge avancé.

Oui, il faut instruire ces infortunés. Si on veut les rendre à la société, il faut les aider plus que d'autres à façonner pour ainsi dire des organes tombés en léthargie depuis dix, quinze ou dix-huit ans. Il leur faut des méthodes pour leur inculquer un art aussi difficile que celui de la parole. C'est ce que vous avez pressenti, Messieurs, en me nommant médecin de l'hospice des Orphelins pour les traitemens des maladies de l'oreille; vous avez dit, dans votre arrêté du 31 mai 1826 :

« Il sera statué sur la proposition du docteur Deleau, relative anx soins d'éducation à donner aux sourds-muets guéris, etc. »

Ce moment est arrivé; Mullener, Adélaïde et Nogaret réclament ces soins; déjà j'ai commencé à les faire apprendre à lire par une méthode appropriée à leur position. La première de ces jeunes personnes a acquis, en quelques leçons, l'art de syllaber; elle sait prononcer et assembler tous les sons de la langue française, il ne lui manque donc plus maintenant que de connaître la valeur des mots et de savoir les employer pour former des phrases.

Voici, Messieurs, comment vous pouvez réaliser le projet que vous avez conçu.

Je me suis adonné, depuis plusieurs années, à des recherches physiologiques sur les élémens de la langue française; je suis parvenu à analyser tous les sons, mieux peut-être qu'on ne l'a fait jusqu'à ce jour. De mes recherches, il en est résulté une théorie que je mets en pratique sur les anciens sourds-muets qui me sont confiés depuis deux ans par l'Académie des Sciences. Les progrès que ces enfans ont faits dans l'art de lire et d'analyser le langage; la facilité qu'ils ont acquise de prononcer distinctement, sont les garants de la bonté de ma nouvelle méthode. Elle est éminemment propre à éduquer le sens de l'ouïe et à exercer les organes de la parole.

J'ai associé à mes travaux un jeune homme âgé de vingt-cinq ans, qui a parfaitement saisi mon mode d'étude et a répondu à mon attente. C'est lui, Messieurs, que je propose pour faire l'éducation non-seulement des jeunes sourds-muets que j'ai traités, mais aussi de tous ceux que j'ai jugé incurables; aux premiers, il leur inculquera le langage parlé, il leur apprendra à s'exprimer de vive voix et par écrit. Les soins qu'il donnera aux seconds varieront selon leur intelligence, leur âge et le peu d'ouïe qu'ils pourraient avoir conservé depuis leur enfance. S'ils entendent assez les élémens de la parole, il les exercera comme les enfans qui recouvrent l'ouïe, sinon il les habituera aux conversations dactylologiques, en se servant du nouvel instrument, tout à la fois alphabétique et syllabique, que j'aurai l'honneur de vous présenter incessamment, en même temps que mon nouveau mode de lecture.

M. P... se rendra tous les matins à l'hospice des Orphelins, donnera ses leçons pendant plusieurs heures, et il s'attachera à former des moniteurs qui deviendront plus tard des maîtres habiles destinés à seconder notre entreprise.

L'élève Mullener se fait déjà remarquer par des qualités requises pour atteindre ce but. Son amour-propre est fondé sur sa capacité et sur la conviction qu'elle a de pouvoir mieux faire que ses compagnes. C'est ce qu'elle nous a déjà demontré en se livrant à l'étude de la lecture et de la prononciation.

DELEAU, D. M. P.

PARIS. — IMPRIMERIE DE A. FIRMIN DIDOT,
RUE JACOB, N° 24.

OUVRAGES DU MEME AUTEUR,

POUR PARAÎTRE INCESSAMMENT.

1º Traité du Bégaiement, de ses causes et des moyens de guérison employés jusqu'à ce jour.

2º Pathologie de l'organe de l'ouïe ; par Curtis. Ouvrage traduit de l'anglais, avec des notes, additions et un extrait d'un ouvrage inédit.

3º Nouvelle Dactylologie syllabique.